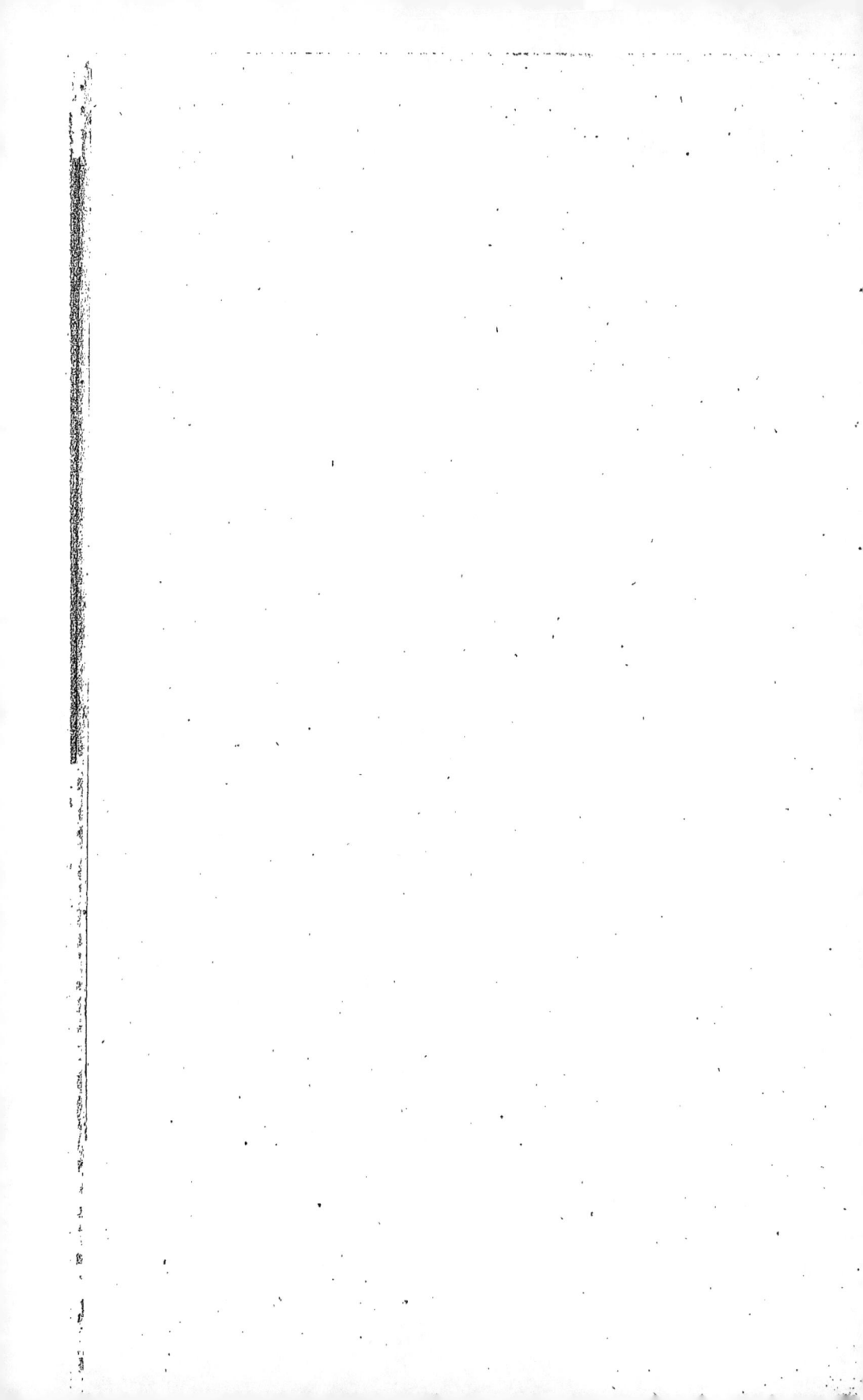

Td $\frac{10}{2}$

MÉMOIRE

SUR

LES RECHUTES.

MÉMOIRE

SUR

LES RECHUTES

DANS

LES MALADIES AIGUËS ET CHRONIQUES,

COURONNÉ

Par la Société médicale d'émulation de Paris;

PAR J.-M. CAILLAU, D. M.,

MEMBRE de l'Institut de médecine de Paris, de la Société des Professeurs de la Faculté de médecine de la même ville ; des Sociétés de médecine de Lyon, Bordeaux, Toulouse, Nismes, Montpellier, Bruxelles, Tours, Nancy et Besançon ; ancien Médecin des hôpitaux militaires, Professeur des maladies des enfans, &c.

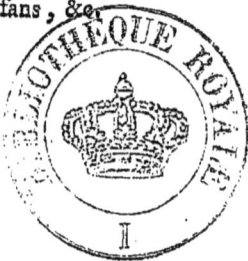

Intelligenti pauca.

A BORDEAUX,

CHEZ LAWALLE JEUNE, IMPRIMEUR DE LA SOCIÉTÉ DE MÉDECINE, ALLÉES DE TOURNY, N°. 20.

——

M. DCCC. XI.

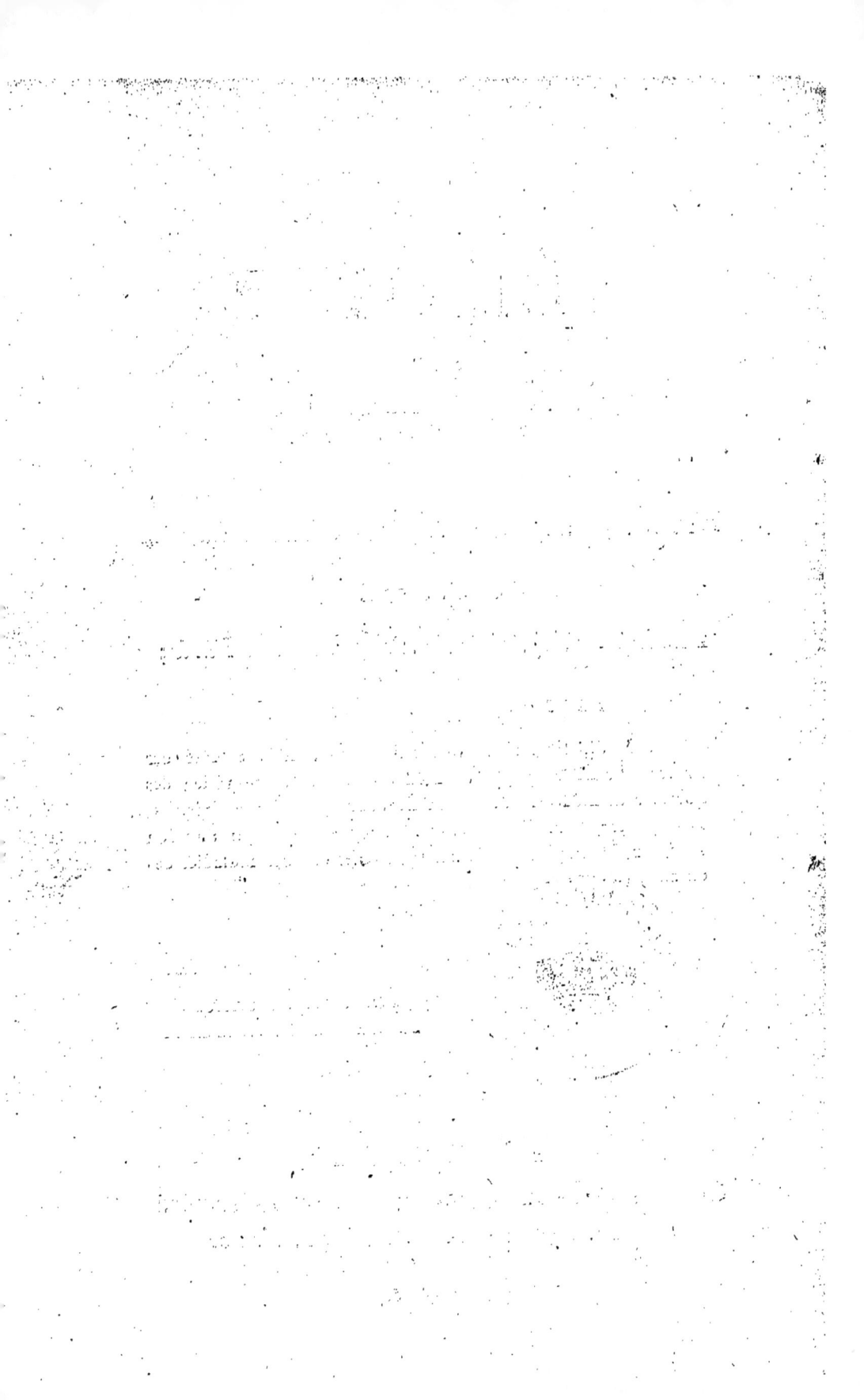

JE DÉDIE CE MÉMOIRE

à Monsieur

LE BARON DES GENETTES,

DOCTEUR ET PROFESSEUR EN MÉDECINE,

Inspecteur - général du service de santé, et premier Médecin des camps et armées de S. M. I. et R., Officier de la légion d'honneur; membre du Collége électoral du département de l'Orne; des Sociétés de médecine de Paris, Londres, Madrid, Lyon, Bordeaux; Marseille, Montpellier, Carthagène, Séville et Barcelone; des Académies de Rome, Naples, Florence, Bologne, Sienne, Cortone, Dijon, Rouen, Metz, Strasbourg, Caen, Nancy, Alençon, Niort, etc.,

comme un témoignage de ma haute estime pour sa personne et ses talens distingués.

J.-M. CAILLAU.

AVERTISSEMENT.

—

CE *Mémoire sur les rechutes est écrit en style aphoristique ; devrait-on aujourd'hui écrire autrement en médecine ! Quelques-uns des faits qu'il renferme appartiennent à ma pratique ; les autres sont appuyés sur l'autorité d'Hippocrate, de Galien, de Cœlius-Aurelianus , de Prosper-Alpin , de Duret , de Baillou , et de quelques autres modernes qui ont marché dignement sur les traces de ces grands hommes. Dans un pareil sujet , il était bien nécessaire de présenter le résultat d'observations incontestables et de ne point se livrer à de vaines théories , à des hypothèses brillantes : j'ai donc laissé parler les oracles de la médecine , n'ayant point moi-même acquis le droit de publier des aphorismes.*

Les matériaux qui entrent dans la composition

de cet opuscule étaient épars dans une vaste car-
rière ; je ne prétends à d'autre gloire qu'à celle
de les avoir disposés avec ordre et regularité :
que les Praticiens jugent si l'édifice est composé
de pierres informes ou de beau marbre.

———————

MÉMOIRE

SUR LES RECHUTES

DANS LES MALADIES AIGUËS

ET CHRONIQUES.

—

1. Nous avons vu quelques Médecins modernes, blâmer indistinctement ce que les
anciens ont avancé en médecine, rejeter avec
une sorte de mépris, la doctrine des crises ;
qu'ils examinent avec attention les pneumo-
nies, les affections catarrhales, quelques maladies de la vessie, etc. ; qu'ils se dépouillent,
s'il est possible, de toute espèce de prévention,
et ils adopteront alors, comme nous l'adop-
tons nous-mêmes, cette remarque du savant
Cullen qu'on ne peut accuser d'un amour
aveugle pour les assertions des anciens : « quant
» à l'opinion de plusieurs Médecins modernes,
» dit-il, qui nient l'empire des jours critiques,

2.

» il faut y faire peu d'attention (1) ». J'ajoute avec le judicieux *Gaubius* : *fallor ni sua constiterit Hippocrati auctoritas, galeno fides, naturæ virtus et ordo.*

2. Puisqu'il existe des crises et des jours critiques plus ou moins salutaires, il doit nécessairement exister des rechutes dans les maladies ; car les erreurs de régime, l'ignorance de plusieurs hommes de l'art qui entrent dans le temple du Dieu d'Epidaure sans y être appelés (*et en enfonçant les portes, per fas et nefas,* si je puis ainsi m'exprimer), l'incertitude de la science humaine, un traitement perturbateur, les variations de l'atmosphère, des médicamens trop ou trop peu héroïques, peuvent très-souvent contrarier la nature, et empêcher, dans les maladies aiguës et chroniques, une solution favorable : l'orage alors paraît dissipé, le Médecin plein d'une dangéreuse sécurité, se croit au port, et subitement l'affection qu'il disait guérie, reparaît avec plus d'intensité que jamais, ou, comme les anciens s'exprimaient, avec l'énergie qui leur est familière, *morbus recrudescit.*

---

(1) Méd. prat., tom. Ier., pag. 115.

3. Les maladies , soit aiguës , soit chro‑
niques , sont sujettes aux récidives.

4. Les affections hypocondriaques et hys‑
tériques , la mélancolie , la manie , sont su‑
jettes à des retours fréquens , ainsi que l'attes‑
tent une infinité d'observations.

5. L'épilepsie est également de ce nombre ,
sur-tout si elle n'est point guérie lorsque la
puberté arrive , ou par l'éruption des mens‑
trues , ou par le changement de climat et de
manière de vivre , ou par une autre maladie
qui survient , telle que les hémorroïdes , la
gale , l'érysipèle , etc.

6. La frénésie , comme l'ont vu *Cœlius-‑
Aurélianus* (1) , et *Stoll* (2) , s'accompagne sou‑
vent du retour de tous les symptômes qui la
caractérisent.

7. L'apoplexie, les trop grands flux de sang
par les hémorroïdes, les poumons et l'estomac,
l'asthme, sur-tout le convulsif; la palpitation
du cœur , la lipothymie , l'avortement , la

___

(1) *De auct. morb.* , lib. I. , cap. 11 , pag. 35.
(2) *Aphor. de feb.* , n°. 85.

paralysie qui annonce si souvent l'apoplexie,
et vice versâ ; l'ictère , particulièrement le
spasmodique ; la phthisie nerveuse , les cé-
phalalgies , la migraine , voient naître de fréquentes rechutes , ainsi que les douleurs de
dents , celles des articulations , la sciatique et
la goutte.

8. On doit en dire autant des hernies des *pro-
lapsus* de l'utérus , du vagin et du rectum , des
luxations , des fractures , des ulcères de toute
espèce , des œdèmes , des tumeurs cystiques et
scrophuleuses , des polypes des narines.

9. On peut mettre dans la même classe le
rhumatisme aigu , ainsi que le calcul des reins ,
les hémorroïdes muqueuses, les dartres et autres
vices de la peau , les affections syphilitiques ,
l'hydropisie , le lithiasis , le cancer , les maladies vermineuses , les fièvres bilieuses , des-
quelles *Stoll* a dit : *Convalescentia tarda , diffi-
cilis relapsus.*

10. On voit souvent les aphtes chez les enfans et chez les adultes , avoir la propension à
produire les rechutes. Le célèbre *Ketelaër* en a
fait la remarque dans son excellente dissertation de *aphtis nostratibus.*

11. *Sims* a vu plusieurs fois des sujets atteints d'angine, essuyer tous les ans le retour de cette affection, si la solution s'était faite par suppuration ; ce retour n'existait point si la solution s'était accomplie par salivation (1).

12. Le même auteur a observé des coliques, des passions iliaques, des hépatitis qui revenaient de temps en temps : Hippocrate, avant lui, avait également vu l'hépatitis et le splénitis reparaître (2).

13. L'hémoptysie, après une guérison qui paraît complète se remontre souvent avec plus d'intensité qu'auparavant et par l'excitation de causes légères.

14. Hippocrate a parlé d'ophtalmies fluides, humides, *crues*, de diarrhées pituiteuses et bilieuses sujettes aux récidives.

15. La peste, la petite-vérole, la rougeole, la fièvre scarlatine, l'asthme convulsif, la coqueluche, le croup, affectent quelquefois les sujets plus d'une fois. Des Médecins d'une grande autorité soutiennent l'opinion con-

---

(1) De feb., pag. 60.
(2) De inter. affect.

traire; cependant des observateurs illustres et dignes de foi , tels que *Boërhaave* , *Van-Swieten . Gaubius* , *Mead* et autres, ont vu deux fois la petite-vérole, par exemple , sur le même individu ; et lorsque de tels praticiens m'annoncent un fait , je le crois.

16. Les fièvres gastriques laissant très-souvent sur l'estomac une impression de faiblesse qui subsiste quelquefois long-temps, sont éminemment sujettes à rechute.

17. *Rœderer* et *Wagler* ont décrit en grands praticiens une fièvre muqueuse dans laquelle on voyait de fréquens retours (1).

18. Dans la onzième constitution de *Thase* , il parut des fièvres avec un gonflement aux parotides, qui n'étaient décidées que le vingtième jour ; mais quelques-unes d'elles , après avoir eu une crise le septième jour , reparaissaient neuf jours après ; d'autres avaient une crise le septième jour et une intermittence de six jours , après laquelle la rechute arrivait le quatorzième jour (2).

(1) De morb. mucos. , pag. 92.
(2) Epidem.

19. Les maladies inflammatoires sont moins sujettes que les autres aux récidives.

20. On voit rarement la fièvre éphémère suivie d'une rechute.

21. Les fièvres ataxiques et adynamiques éprouvent rarement des rechutes, sur-tout si, vers la fin, les malades tombent dans une espèce d'hébétude de tous les sens, et s'il se forme des abcès dans l'oreille, d'où découle ensuite un *ichor* assez abondant. Ces deux symptômes ont toujours été pour moi, dans les hôpitaux militaires, un signe assuré que ces fièvres étaient complétement jugées, et que les malades ne tarderaient pas à recouvrer la santé. J'ai toujours vu une convalescence longue et pénible, lorsque la solution dont je viens de parler n'existait point.

22. Les signes des rechutes sont en assez grand nombre, pour qu'un praticien instruit à l'école d'Hippocrate et de ses habiles Commentateurs, puisse assez facilement augurer le retour d'une maladie.

23. Par exemple, attendez-vous à une récidive, si la fièvre a disparu sans les signes d'une solution véritable ; si la crise ne s'est

point montrée dans les jours que le vieillard
de Cos appelle *judicateurs (in diebus judica-
toriis)* ; si elle a été imparfaite et sans corres-
pondance avec le caractère de la maladie, du
malade et de la saison.

24. Vous pouvez prédire une rechute, si
avec ou après la crise, les excrétions natu-
relles ne se rétablissent point.

25. La sécheresse de la bouche, la soif sans
raisons apparentes, l'inappétence, l'élévation
et le murmure des hypocondres, avec douleurs des lombes et des déjections bilieuses,
des veilles opiniâtres ou un sommeil troublé,
la faiblesse du corps, des douleurs vagues et
errantes, annoncent infailliblement une rechute (1).

26. S'il survient une crise prématurée lorsque tout est encore *cru (dùm adhuc cruda
sunt omnia)*, il faut redouter une récidive (2).

27. Si la crise se fait mal (et comme je veux
être court et que je n'écris que pour les prati-

(1) Hippocr., aphor. 73, sect. III.
(2) *Idem*, epidem., lib. II, sect. I.

ciens, qu'on fasse attention à ces mots : *se fait mal*), nécessairement une rechute doit arriver.

28. Les crises *qui ne répondent point à l'idée de la maladie*, ne pourront jamais être ni parfaites ni certaines ; elles annoncent alors une rechute. *Prosper Alpin* explique ainsi le sens de cet aphorisme, plein de profondeur : si chez un jeune homme d'un tempérament bilieux et atteint pendant l'été d'une maladie bilieuse, nous voyons une grande excrétion d'humeur pituiteuse, *tunc crisis, quòd non congruat vacuatio ideæ morbi ac aliis, incerta et infidelis* (1).

29. Dans les crises dont nous venons de parler, quoique les malades paraissent, sur-le-champ, un peu mieux, néanmoins ils retombent peu de temps après ; les symptômes et la fièvre reviennent. Le même *Prosper Alpin* dit à l'occasion de ces crises *qui ne répondent point à l'idée de la maladie* ; si dans une fièvre pituiteuse il y a une évacuation bilieuse ; si le foie étant affecté, il y a un *épistaxis* à la narine gauche, ou s'il survient un écoulement de sang de la narine droite, dans une affection de la rate, alors que le Médecin ne se repose pas

(1) Prosp. Alpin, de præsagiend., pag. 394.

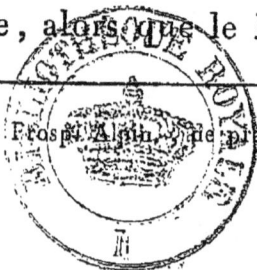

trop sur cette crise , car elle peut être bonne ou mauvaise, et presque toujours elle annonce une récidive (1). Le célèbre *Barthez* rapporte cette remarque, et dit dans une de ses Consultations, qu'on en vérifierait plus souvent la justesse si les Médecins modernes , au lieu de se moquer, mal à propos, des crises des anciens, s'attachaient davantage à les étudier.

3o. Il est des crises , dit Hippocrate , qui se font par une excrétion de sang ; elles sont quelquefois plus salutaires que les autres évacuations ; mais si cela arrive avant une coction parfaite *(scilicet antè statum)*, ces crises sont bonnes à la vérité , mais incertaines, et il ne faut pas trop s'y fier, car elles présagent de longües maladies , du travail au Médecin et des rechutes (2).

31. Quelquefois les maladies aiguës se terminent heureusement , lorsque la matière critique se porte sur les articulations et les jointures, et on les voit souvent reparaître lorsque l'abcès a été imparfait (3).

---

(1) Prosp. Alpin. , de præsagiend. , pag. 394.

(2) Epidem. , lib. III , in morbo heropyti.

(3) Epidem. , lib. I. , sect. II , pag. 946.

32. Le praticien qui veut s'instruire , comme
on peut le faire au lit du malade et à l'école
d'un grand maître , lira toujours avec fruit ,
dans les épidémies d'Hippocrate , les histoires
des malades, 3e., 5e., 6e., 7e., 8e., 9e., 10e. ,
12e., 13e., 14e. , histoires tracées de la main
d'un peintre aussi savant que fidèle : il y verra
les causes variées des rechutes et les signes
divers qui les font pronostiquer ; tels sont ,
par exemple, les passions de l'ame, la rareté
des urines après le jugement , les douleurs
opiniâtres occupant, après une première crise,
la clavicule et le bras gauche : une matière
impure ayant son siège dans le ventricule et
les intestins ; la *cessation* de la fièvre sans cause
évidente, avec la tension des *précœurs* ; des
déjections adustes , et l'aversion de la nourriture dans l'intermission ; des urines auxquelles
le vieillard de Cos donne une épithète que je ne
puis traduire que par celle de *culpabiles* ; une
langue sèche, dans les intervalles même lucides,
avec assoupissement et impuissance de parler.

33. *Lorry* nous a prévenu qu'on doit vive-
ment suspecter de rechute, ceux qui après une
maladie se plaignent de quelques douleurs ,
et dont le visage, comme l'habitude du corps ,

annoncent un changement peu avantageux ;
qu'il y a lieu de craindre une métastase qui
sera procurée par une rechute , la cause de la
maladie n'ayant point été détruite , mais seulement mitigée ou assoupie (1).

34. Le savant *Prosper Alpin* , dans son ex-
cellent ouvrage , que lui a fourni la lecture
profonde et réfléchie d'Hippocrate , nous dit
avec raison : malgré que l'on observe les
meilleurs signes chez un convalescent, s'il n'a
éprouvé un soulagement évident par les évacuations , si la crise n'a pas terminé entièrement la maladie , on ne doit point se fier à ce
changement ; moins encore si le pouls n'est
pas meilleur, plus tranquille , mieux réglé ,
plus grand ou plus fort ; dans ce cas, la crise
du malade n'est point définitive , et quoiqu'on
veuille la regarder d'un bon augure , on ne
doit pas moins compter sur une rechute (2).

35. Les excrétions plus ou moins abondan-
tes peuvent nous fixer sur l'événement de la
rechute dans les maladies , a dit Hippocrate ,
avec sa profondeur ordinaire ; il faut tout

(1) De morb. mut. , cap. 2 , pars. 3.
(2) De præs. , cap. 10.

considérer avec soin , et les sueurs et les urines,
et les hémorragies et l'expectoration, etc. ;
par exemple , ce grand homme nous a donné
les aphorismes suivans , au sujet de l'uroscopie.

36. La fièvre est sujette à reparaître si les
urines n'ont donné aucun signe de coction,
ainsi que les autres évacuations qui ont pré-
cédé ; elle reviendra à l'époque où elle aurait
été jugée définitivement , s'il n'y avait pas eu
d'interruption.

37. Si l'urine s'est montrée rouge ou blan-
che avec un sédiment analogue , à l'époque où
la fièvre a cessé , on doit s'attendre à la rechute dès l'apparition de la sueur ; mais ces
rechutes qui paraissent d'ordinaire au cin-
quième jour , se jugent sans danger (1).

38. Si après le jugement d'une maladie , l'u-
rine se montre rouge et avec un sédiment de
même couleur , on doit être assuré de la rechute ce même jour ; mais elle est d'un très-
mauvais augure (2).

39. La sueur compliquée avec des urines
troubles , présage une rechute (3).

(1) De epidem. , lib. IV.
(2) Hipp., lib. de judic.
(3) Coac. 582.

40. L'urine trouble et épaisse dans le cours de la fièvre, annonce d'ordinaire une sueur ou une rechute (1).

41. Les hémorragies qui ont lieu, ainsi que les autres évacuations critiques avant que la coction soit achevée, sont bien d'un bon augure, mais elles sont infidèles ; on ne doit compter en aucune façon sur leur validité, parce qu'elles sont un indice presque assuré d'une rechute, ou l'annonce que la maladie sera longue et difficile (2).

42. Hippocrate nous instruit, et l'expérience a souvent confirmé ses oracles, que dans les dépôts ou ulcères qui sont faits pour terminer la maladie, et qui cependant ne la jugent pas entièrement, on doit s'attendre à une rechute certaine et qui sera prompte (3).

43. Hippocrate nous dit : quelque soit le bon état du malade, ces dépôts qui restent fixés sur les paupières supérieures, tandis que les autres parties reprennent leur état naturel, sont un signe assuré de rechute (4).

(1) Coac. 593.
(2) Prosp. Alpin. , de præs. vit. et mort. , lib. VI, cap. X.
(3) Hipp. , epidem. , lib. II et VI.
(4) Epidem. , lib. VI.

44. Ceux chez lesquels , dans le temps du *jugement* , on voit naître des *tubercules* auprès des oreilles, lesquels ne suppurent point, sont sujets aux récidives de leur maladie si ces tubercules rentrent, excepté qu'il ne survienne ou un flux bilieux, ou une dyssenterie, ou un sédiment d'urines épaisses (1).

45. Dans certaines circonstances où les petites *papules*, d'après la gravité de la maladie, ne correspondaient pas assez à l'excrétion, ou disparaissaient au contraire avec promptitude, on voyait survenir auprès des oreilles, des tumeurs qui peu à peu s'évanouissaient sans rien juger : chez quelques-uns elles allaient occuper les articulations , et sur-tout la hanche : chez un petit nombre, elles se terminaient décrétoirement (*decretoriè*) et reparaissaient de nouveau avec célérité dans leur état primitif, et alors il y avait rechute (2).

46. Ceux qui après la fièvre éprouvent des insomnies considérables , ou un sommeil pénible, ou une grande diminution de forces ,

(1) Hipp., de humor., lib. de judic., pag. 55 : epidem. lib. VI , sect. 4.

(2) Epidem. , lib. I , sect. 2, pag. 946.

ou des douleurs dans tous les membres , sont sujets aux récidives (1).

47. Si les ulcères et les tubercules qui peuvent faire *sortir* la fièvre et la juger , ne surviennent point , il n'y a point de jugement. Ceux chez lesquels ils rentrent, ont très-promptement des rechutes inévitables (2).

48. Si la fièvre manquant et la sueur survenant, on voit paraître une urine jaune avec un sédiment blanc , le retour de la fièvre est alors à craindre (3).

49. Si les sueurs surviennent aux fébricitans, les 3e. , 5e. , 7e. , 9e. , 14e. ; 17e. , 21e. , 27e. ; 31e. , 34e. jour, il faut bien espérer dit , Hippocrate; car ces sueurs jugent les maladies : si elles paraissent différemment , elles présagent un grand travail et la longueur du mal , ou une récidive (4).

50. Si la fièvre ne s'en va pas un jour impair , elle a coutume de revenir (5). Que les

(1) De judic. , pag. 55.
(2) *Ibidem*, lib. II, sect. I, pag. 1009 : lib. VI, sect. 3 , p. 1176.
(3) De judicat. , pag. 55.
(4) Aphor. 36 , sect. IV.
(5) Aphor. 61 , sect. IV.

modernes blâment cet aphorisme d'Hippocrate, s'ils l'osent, dit le savant *Duret* qui avait étudié les écrits du divin vieillard pendant cinquante ans : je confesse que j'en ai bien souvent reconnu la vérité au lit du malade.

51. *Werlhoff* a observé que dans les fièvres intermittentes, les rechutes ne se font pas également dans tous les temps ; il a vu qu'elles arrivent plus communément dans certaines semaines, et il a trouvé que ces semaines qu'il appelle *paroxistiques*, sont entr'elles dans le même ordre que les jours qui marquaient les accès de la fièvre précédente.

52. Ainsi, les accès de la fièvre tierce se font par jours alternatifs, et les rechutes se font aussi par semaines alternatives.

53. Lorsqu'une fièvre tierce vient d'être supprimée, le Médecin doit s'attendre aux rechutes pendant toute la semaine qui suit celle de la suppression, et c'est dans ces semaines qu'il faut placer des doses suffisantes de quina pour les prévenir.

54. Le docteur *Grimaud* qui, dans son cours de fièvres, nous a laissé tant de vues profondes sur les maladies, regarde avec raison

3

cette observation de *Werlhoff*, comme très-in-
téressante (1), et elle l'est en effet : mais il était
juste d'en faire honneur à celui qui en a parlé
le premier, et cet auteur est *Celse* qui s'ex-
prime ainsi : *Si febris quievit, diù meminisse*
ejus diei convenit, eòque vitare frigus, calorem,
cruditatem, lassitudinem; facilè enim revertitur
nisi à sano quoque aliquandiù timeatur.

Ce n'est pas la première fois que les modernes se *sont accommodés du plumage des an-*
ciens, et qu'en disant du mal des sources an-
tiques ils y ont puisé largement.

Les Médecins qui ont tant vanté, et à si juste
titre, la médecine expectante (qui néanmoins
n'est pas toujours la meilleure), n'ont pas observé, je crois, pourquoi la lenteur du praticien est souvent nécessaire : il me semble que
la nature vivante ayant asservi tous ses mouvemens à une progression bien marquée, c'est
évidemment en troubler, en intervertir les
actes, que de les hâter avec trop de précipi-
tation par une médecine trop agissante, et occasionner par conséquent de fréquentes rechutes. On ne doit pas toutefois prendre ma

---

(1) Cours des fièvres, t. III, pag. 258.

réflexion à la lettre ; car , qui ignore qu'il est des cas où il faut promptement , comme dit BAGLIVI, *frapper fort sur la maladie.*

55. Si après une pleurésie , que l'on a sujet de croire guérie, le convalescent tousse encore un peu , et qu'il éprouve un certain sentiment de chaleur pénible et désagréable, il faut s'appliquer de tout son pouvoir à faire disparaître ce signe qui est toujours désavantageux, parce qu'il est le précurseur d'une rechute, ou l'annonce d'une suppuration qui se prépare (1).

56. On doit compter, parmi les causes des rechutes , la faiblesse naturelle du sujet , l'atonie des organes épigastriques, soit native , soit acquise ; ce qui reste dans les maladies après la crise, comme l'a observé le divin vieillard; la négligence des médicamens résolutifs et évacuans lorsqu'ils sont utiles ; l'usage *trop large* des évacuations , comme l'a remarqué *Stoll*, sur-tout dans les fièvres intermittentes, principalement à l'époque de la convalescence ; l'emploi des saignées intempestives ; l'usage prématuré ou l'abus des remèdes toniques , du quinquina, par exemple ; un régime intempé-

(1) Hipp., de morb. acut. , lib. I.

rant ; le refroidissement du corps ; le séjour
dans un air impur ; les vices du système exhalant et inhalant ; les passions de l'ame qui se
démontrent en se concentrant , telles que la
tristesse , la crainte , des espérances incertaines
ou frustrées , des accès de colère , de mélancolie, d'hypocondriacie ; les plaisirs vénériens
prématurés, un exercice trop violent, des veilles
immodérées ; un travail d'esprit qui , par une
trop forte contention, occasionne, dit *Bordeu*,
une espèce d'*érection* du cerveau ; la suppression des menstrues , des hémorroïdes ou de
toute autre évacuation habituelle ou nécessaire
à la santé.

57. La seule habitude , comme l'ont bien
vu de grands Médecins , peut renouveler les
mouvemens sains ou morbides des actes de
l'économie animale ; et c'est pour cette raison
vraisemblablement que les rechutes sont si fréquentes dans toutes les maladies où il y a de la
périodicité , et qu'on y distingue un génie par-
ticulier enclin à la récidive : *Werlhoff* a très-
bien dit : *Morbi longitudo longitudinem majo-
rem , paroxysmus paroxysmum , febris ipsa fe-
brim recidivam ingenerat* (1).

_____

(1) De ing. feb. ad revers. prono. , p. 126.

58. Parmi les causes des rechutes, il faut compter pour beaucoup l'état de l'atmosphère, l'influence des saisons, d'un air humide et chaud, par exemple, du *siroco* des Napolitains, d'un ciel de plomb et d'airain embrasé ; du *plumbeus auster* d'Horace, et de toutes les variations de température qui forment des constitutions maladives, que le vieillard de Cos appelait, à juste titre, *constitutions récidivantes.*

59. Les écrits de *Sydenham*, de *Forestus*, d'*Huxham*, de *Ramazini*, de *Wagler*, de *Rœderer*, de *Stoll*, de *Lancizi* et de beaucoup d'autres observateurs, prouvent jusqu'à l'évidence l'influence des constitutions atmosphériques, pour occasionner des rechutes.

60. De toutes les saisons, l'automne est celle qui, d'après les anciens et les modernes, cause le plus souvent des récidives : *Baillou*, ce grand praticien, a dit de l'automne : *hâc tempestate seviunt innumeri morbi habitu verè prothœiformi qui facillimè renascuntur* (1). Lorsque les autres ne sont pas ce qu'elles doivent être, quand elles ont quelque chose d'automnal, les mêmes effets en résultent, et *Forestus* a eu raison de

(1) De ephem.

dire : *Ver , hiems , æstasque eosdem gignunt effectus , quando facie automnali prodeunt et nobis incumbunt.*

61. Hippocrate a observé que pendant un hiver fort ordinaire , les maladies bilieuses régnèrent avec vigueur; mais elles se jugeaient avec la plus grande peine , et elles étaient fort sujettes à la rechute : la saison qui suivit augmenta beaucoup la disposition à la rechute , puisqu'il donna aux maladies qui régnèrent , le nom de *fièvres-longues-récidivantes-bilieuses.* Dans la troisième constitution de *Thase* , les rechutes étaient encore plus fréquentes , puisqu'il n'y avait point de maladie jugée définitivement, qu'il n'y eut rechute.

62. Qu'on se souvienne de l'aphorisme de *Celse* : le froid , la chaleur, la *crudité*, les fatigues peuvent occasionner le retour des fièvres quartes (1).

63. Il est très-certain qu'une nourriture mauvaise, ou trop abondante , qui ne peut convenablement être élaborée et digérée , engendre un nouveau foyer morbide dans les premières voies.

(1) De medic. , lib. III , cap. 16.

64. On connaît le bel aphorisme d'Hippo-crate (et cet aphorisme seul , plein de génie et de profondeur , vaut une dissertation toute entière) : ce qui demeure au dedans après le jugement, a coutume d'occasionner les rechu-tes dans les maladies (1).

65. La tristesse et l'ennui , non - seulement chez les frénétiques , mais encore dans les autres affections , peuvent souvent faire re-naître la maladie (2).

66. Les purgatifs mal-à-propos employés après la solution des fièvres intermittentes , sur-tout en automne , occasionnent souvent une récidive ; et les purgatifs dans les cas dont nous parlons, sont presque toujours ordonnés d'après une formule banale que l'ignorance ou la routine ont signée ; une médecine légère achevera la cure , disent beaucoup de Méde-cins, et le plus souvent la maladie se prolonge, *morbus protrahitur* , au grand péril du malade.

67. J'ai vu quelquefois des hommes, et sur-tout des femmes , d'une constitution très-irri-

(1) Epidem. , lib. II, sect. 3.
(2) Cœl. Aurel. , de morb. acut. , lib. I , cap. 11, ad finem.

table , et doués d'une excessive sensibilité , éprouver de nouvelles accessions de fièvres intermittentes, lorsque leur sommeil n'était ni aussi plein, ni aussi long qu'en bonne santé , et c'était même pour moi , un signe que la maladie n'était pas tout à fait dissipée , et que les mouvemens morbides n'avaient pas entièrement disparu.

68. J'ai connu un homme de lettres, distingué par ses connaissances et ses vertus, chez lequel des veilles immodérées qu'il consacrait à l'étude, faisaient souvent renaître une fièvre éminemment nerveuse, à laquelle il était sujet, sur-tout en automne ; pour s'en délivrer , il avait recours à une potion légèrement hypnotique , qui le faisait dormir quelques heures de plus qu'à l'ordinaire (1).

Un trop long sommeil, comme de trop longues veilles (tous les praticiens le savent) sont la source de beaucoup de maladies. *In nimio somno , in vigiliis nimium productis homines morbos multifarii generis tanquam è fonte hauriunt* , a dit , avec juste raison , le grand Boërhaave.

_____

(1) Cet homme de lettres est Mr. *Beaurieu* , bien connu par son ouvrage intitulé l'*Élève de la nature.*

69. J'ai connu une dame qui par l'effet d'une longue et pénible étude des langues grecque et latine, avait perdu presque entièrement le besoin du sommeil ; elle éprouvait tous les ans, au mois d'Octobre, des accès de fièvre intermittente irrégulière ; pendant que duraient les périodes fébriles, elle était prise, même dans le jour, d'une invincible envie de dormir : quelques remèdes opiacés dissipaient-ils la maladie, l'insomnie reparaissait et c'était pour elle un signe infaillible de guérison, et un indice certain que pendant les saisons qui suivaient l'automne, aucune récidive ne viendrait troubler ses jouissances littéraires : des faits à peu près semblables se trouvent dans les beaux traités de la *solitude* et de l'*expérience* du célèbre *Zimmermann*, et peuvent être appuyés par cette sentence de *Kœmpf* : *in quibusdam febribus intermittentibus anomalis, recidivæ resurgunt atque recrudescunt quâlibet de causâ verbi gratiâ somni diminutione, vel protractione soliti, atque etiam cibi fastidio aut inappetentiâ insuetâ* (1).

70. Les récidives sont quelquefois sembla-

---

(1) Enchérid. med., pag. 153.

bles à la maladie primitive ; quelquefois elles
sont plus légères , et très-souvent beaucoup
plus graves ; cela dépend de la nature de l'affection qui revient, de son siège , de sa cause,
de ses effets, de la raison , de l'âge , et de la
constitution du malade.

71. Les fièvres quartes sont plus redoutables
dans leurs rechutes que les tierces.

72. *Rœderer* et *Wagler* ont vu la fièvre muqueuse récidive, qu'ils ont si bien décrite, plus
mauvaise que dans sa première invasion.

73. On a vu plusieurs fois la phthisie pulmonaire succéder à de fréquentes rechutes de
fièvres intermittentes.

74. Les récidives de ces mêmes fièvres ont
très-souvent amené à leur suite l'hydropisie,
le rhumatisme , et ce que *Kœmpf* appelle *in-
farctus viscerum abdominalium.*

75. Les rechutes dans les hémorragies sont
presque toujours mortelles.

76. *Stoll* a prononcé que les récidives dans
les diarrhées longues bilieuses ou pituiteuses,
étaient très-dangereuses ; Hippocrate , dans

ses prédictions (*lib. II , sect. IX*) , l'avait observé avant lui.

77. Les *réversions* dans les hydropisies, après
des évacuations , sont mortelles.

78. Il en est de même de l'hémoptysie qui,
par son retour, met toujours la vie du malade
en danger.

79. La palpitation du cœur qui s'apaise
pendant quelques mois , ou même pendant un
an , reparaît presque toujours , et ceux qui y
sont sujets , dit *Lommius* , meurent toujours
avant leur vieillesse.

80. Lorsque les saisons sont *intempériées* ,
pour me servir de l'expression des anciens ,
c'est - à - dire , lorsqu'elles ne sont point ce
qu'elles doivent être, les récidives sont plus
funestes.

81. Elles le sont moins au printemps qu'en
automne , *qui est malorum et perturbationum
ferax* , dit *Baillou.*

82. Les malades atteints de fièvre lente hecti-
que , et qui paraissent se rétablir dans l'été,
dit *Stoll* , périssent en automne ou au printemps s'ils passent l'hiver.

83. Les rechutes sont ordinairement plus fâcheuses dans les pays marécageux, humides et bas, que dans les régions élevées et exposées aux vents septentrionaux.

84. Elles sont de même beaucoup plus graves lorsque le sujet est avancé en âge.

85. Hippocrate a dit : que les otalgies aiguës récidives étaient plus fâcheuses dans la vieillesse que dans les autres âges.

86. *Zacutus-Lusitanus* a observé que les rechutes étaient moins fatales aux femmes qu'aux hommes.

87. Les femmes chez lesquelles le mariage a paru guérir la phthisie pulmonaire, succombent à cette maladie, si elle revient deux ou trois ans après l'hymen, comme l'a plusieurs fois observé *Sims*.

88. Plus un sujet est d'une constitution faible, plus la rechute est grave et dangereuse lorsqu'elle survient.

89. Les rechutes ont rarement de très-fâcheux effets chez les enfans d'une constitution vigoureuse.

90. Chez les femmes d'une constitution fai-

ble et délicate , les récidives sont fréquentes
et souvent funestes.

91. *Baillou* prétend que les récidives dans
les maladies aiguës sont plus dangereuses pour
les hommes roux que pour les autres ; et le
savant *Lorry* paraît confirmer cette observation , lorsqu'il assure, d'après son expérience,
que la petite vérole est toujours plus cruelle
pour les enfans qui ont les cheveux de cette
couleur que pour les autres. Un moraliste
allemand prétend aussi que les hommes qui
sont *capillis rufis ardentibus ,* ont une grande
propension à la colère, à la mélancolie, aux
passions haineuses.

92. Leurs résultats sont d'une influence
presque toujours funeste chez les hommes
que la misère accable , qui habitent des de-
meures mal saines , chez ceux qui par leur caractère , sont habituellement rongés par la
crainte , la tristesse ; chez ceux enfin , qui ne
peuvent user que d'alimens peu variés et de
difficile digestion.

93. Il est des circonstances néanmoins , où
le retour d'une affection doit être désiré, et
provoqué même autant qu'il est possible ;

de ce nombre sont les hémorroïdes , dont
la suppression est quelquefois si fatale ; la
goutte , quelques ulcères , la gale , les dartres, et quelques autres vices de la peau, in-
considérément guéris ; le père de la médecine a énuméré les maux qui naissent de la
disparition de quelques tumeurs, ou de la ré-
percussion des affections cutanées , ou de la
suppression de quelques flux devenus néces-
saires.

94. L'art de prévenir les rechutes est d'une
très-grande importance , il consiste principalement dans le traitement bien ordonné de la
maladie primitive.

95. La connaissance des signes et des phé-
nomènes qui appartiennent à une maladie ,
indiquent souvent les armes dont il faut se
servir pour la combattre. La juste appréciation
des causes qui ont produit cette maladie , nous
fait connaître d'ordinaire , les moyens de la
prévenir, et presque toujours d'en empêcher
la récidive.

96. Dans le traitement de quelques maladies , si vous voulez prévenir et éviter les rechutes, faites une grande attention aux effets
des remèdes employés , à ce qui se passe , à

la guérison quelquefois apparente, à l'époque de la convalescence, au bien aise complet ou incomplet que le malade éprouve et ne manque point d'exprimer au Médecin, à l'état des forces qui se réparent plus ou moins rapidement, à l'appétit et au sommeil qui reviennent et *qui*, comme l'a dit *Stoll*, *sanitatis breviter integræ et redeuntis non anceps sunt signum.*

97. L'intermission qui a lieu entre la maladie et la rechute, est un temps bien précieux dont le Médecin doit profiter, soit pour prévenir la récidive, soit pour aller au-devant des accidens qui ne servent qu'à l'aggraver ou à la rendre funeste.

98. Après une crise suspecte, dit le Médecin de Pergame, il est nécessaire de bien surveiller le malade, soit pour le manger, soit pour la boisson, ou pour les bains, ou pour les plaisirs de Vénus, enfin, en toute chose ; car si la maladie *quiescente* a été légère, peut-être n'a-t-elle tout à fait disparu de manière à ne plus reparaître, qu'à cause d'un régime sévère. Si le mal au contraire est plus grave, *etiam tunc* (et je cite ici *Galien* dans la langue latine, pour ne pas affaiblir son expression) *quùm hoc*

vivendi modo usus fueris redibit morbus, *ne ta-men cum summo discrimine;* et si vous négli-gez, ajoute ce grand homme, d'observer avec soin le mal et la maladie, croyant l'affection terminée, elle deviendra beaucoup plus dan-gereuse qu'auparavant.

99. Après les maladies inflammatoires, le régime pendant quelque temps doit être sévère.

100. Si la maladie se juge par les sueurs et les urines, ou par les urines seules, qui sont épaisses et hypostatiques, pour empêcher la re-chute, usez, après la solution d'une boisson tiède, de racines légèrement apéritives et [diu-rétiques.

101. Après un grand nombre de maladies, sur-tout de celles qui ont laissé une grande impression de faiblesse, la *balnéation* modérée est utile pour fortifier l'économie animale, et empêcher la récidive, si le malade en sortant du bain est soumis aux frictions sèches sur toute la périphérie du corps.

102. Dans les maladies aiguës on empêchera les récidives, si l'on recherche avec soin leurs causes, et si on les combat avec des médica-mens convenables.

103. Dans les maladies inflammatoires , l'emploi ou l'oubli de la saignée peuvent donner lieu à des rechutes , ou contribuer à les éviter.

104. Dans les affections rhumatismales (et je prends ce mot dans un sens ancien et étendu) il faut avec soin s'occuper du système exhalant et inhalant, pour éviter de nombreuses récidives.

105. Dans les maladies chroniques, lorsqu'il existe une profonde énervation du système des forces , il faut pour les réparer et prévenir les rechutes, employer les toniques, sur-tout ceux qui jouissent d'une qualité diffusible.

106. Il est des maladies longues de leur nature , que quelquefois les meilleurs remèdes ne guérissent point ; un nouvel état dans le système nerveux , occasioné par les mutations des âges, un régime nouveau , le changement d'air et de région les guérissent ; il en est de même des rechutes dans ces maladies, et de ce nombre sont très-souvent l'épilepsie, les scrophules et plusieurs affections endémiques.

107. Après les fièvres intermittentes, sur-

4

tout en automne , il est très-utile , pour prévenir une récidive , de fortifier l'estomac et
sympathiquement tout le système par l'usage
modéré d'alimens pris en petite quantité , mais
bien nutritifs , et sur-tout de vins généreux.

108. Après la solution de ces mêmes fièvres,
le malade, dit *Celse*, doit reprendre peu à peu
sa manière de vivre accoutumée, et s'il veut
prévenir une rechute , qu'il évite avec soin ,
ajoute - t - il , de sacrifier trop largement à
Bacchus et à Vénus ; *ne Baccho venerique ni-
mis indulgeat.*

109. Après les fièvres intermittentes nerveuses , les rechutes étant souvent dues à l'é-
puisement des forces (que les anciens appe-
laient à juste titre *exhaustio virium*) , et à une
atonie dans un organe ou dans tout le système ;
le meilleur moyen pour les prévenir est sans
doute d'employer les toniques *à propos* , et
sur-tout le quinquina dont l'action spécifique ;
dit le savant *Barthez* , établit dans tout le
système des forces , l'habitude de la stabilité
d'énergie , ou du degré moyen et permanent
d'influence des forces sensitives sur les forces
motrices (1); il est probable que ce grand

(1) Nouveaux élémens de la science de l'homme, tom. I , p. 252

Médecin avait été conduit à la remarque judi-
cieuse et profonde que nous venons de citer,
par cette sentence d'Hippocrate : *Vim habent
medicamenta in febribus adhiberi solita , ut his
epotis corpus consistat in consuetâ caliditate ac
frigiditate, neque præter naturam calefiat neque
frigefiat* (1).

110. *Stoll* a dit , avec sa profondeur ordinaire, vous guérirez les fièvres automnales de
manière à éviter les récidives si vous les traitez
par les fortifians lorsqu'elles sont nerveuses ,
et par les évacuans et les résolutifs, si elles
sont pituiteuses ou bilieuses.

111. *Kloekhoff* prétend qu'en donnant l'é-
métique dès le début des fièvres intermittentes,
il a souvent empêché l'invasion de plusieurs
accès subséquens ; qu'il a ainsi *brisé* (ce sont
ses termes) l'habitude fébrile qui voulait s'é-
tablir, et c'est un des meilleurs moyens pour
éviter les récidives.

112. Quelques Médecins modernes , séduits
par je ne sais quelle théorie, administrent l'é-
corce du Pérou dans les fièvres intermittentes
(je ne parle point ici des *ataxiques*) presque

(1) De pred. , sect. XIX.

dès le début et sans la faire précéder de vo-
mitifs ni de purgatifs : qu'ils vantent tant qu'ils
voudront leurs succès que je révoque en doute!
Selle, *Stoll*, *Grant*, *Rhaw*, *Strack*, *Torti*, *Werlhoff*, *Médicus* et autres, ont réprouvé cette
méthode, et leurs observations prouvent qu'elle
donne lieu à des embarras très-fâcheux dans
les viscères abdominaux, à l'ictère, à la bouffis-
sure, à l'hydropisie, et à des rechutes très-
fréquentes et souvent incurables.

113. Après le jugement d'une pleurésie, usez,
comme l'ordonne le vieillard de Cos, d'une
nourriture légère pour rétablir les forces : il
faut sur-tout éviter les ardeurs du soleil, les
vents, les plénitudes, c'est-à-dire, une nourriture abondante ; les substances acides, salées,
grasses ; une fumée âcre qui fatiguerait la res-
piration en stimulant les poumons, les grandes
fatigues, les plaisirs vénériens ; car toutes ces
choses font reparaître la maladie, et alors la
mort est inévitable (1).

114. Le traitement bien dirigé dans la convalescence est un moyen très-puissant pour prévenir les récidives ; il doit être différent selon

(1) Hippoc. de morb., lib. III, pag. 495.

le genre de la maladie ; il faut purger quelques
convalescens ; on doit s'abstenir des purgatifs
dans d'autres circonstances ; l'emploi de légers
toniques est souvent nécessaire. *Sydenham*, dans
la convalescence des fièvres intermittentes automnales, proscrivait les cathartiques : Hippocrate examinait à cet égard si le malade avait
de l'appétit ou si la nourriture le fortifiait. S'il
m'est permis de donner ici mon opinion , je
pense que les purgatifs donnés dans la convalescence de la plupart des maladies, ont dé-
cidé beaucoup de rechutes.

115. Le régime est de la plus haute importance après la guérison des maladies aiguës et
chroniques , lorsqu'on ne veut pas essuyer de
rechute ; et il faut, pour prescrire une *diète* rai-
sonnable, avoir égard à l'âge, au tempérament,
à la nature de l'affection guérie, aux saisons
et à l'habitude.

116. Les désirs du malade , ses appétences
doivent aussi être considérés : le docteur *Sims*
fait à ce sujet des réflexions judicieuses, même
dans le cas où le malade appète quelque chose,
dit-il, que le Médecin croit préjudiciable , il
y a à parier dix contre un en faveur de l'estomac et que le Médecin se trompe ; cependant,

comme l'indulgence dans les choses que l'estomac désirerait le plus ardemment a eu par fois
des suites funestes , il serait essentiel pour la
pratique et sur-tout pour éviter les rechutes ,
de pouvoir établir une règle assez certaine qui
décidât dans quel cas nous devons nous prêter
ou nous refuser aux appétits de l'estomac :
d'après mon expérience , ajoute ce grand Médecin, je suis porté à conclure que toutes les
fois qu'ils naissent avant le déclin de la maladie, on doit les satisfaire ; mais lorsque l'état
du malade a changé en mieux, principalement
si le pouls approche du naturel, je m'y refuse,
à moins que leur violence me fasse craindre
des suites fâcheuses , ou que le malade ne se
livre au transport de son impatience ; en effet,
après la disparition de la fièvre , pensant toujours à la récidive , je crains beaucoup plus
qu'auparavant tout changement notable dans
les choses qu'on appelle *non-naturelles.*

117. Le célèbre *Kœmpf* rapporte qu'il a guéri
plusieurs maladies chroniques opiniâtres avec
des lavemens , et que par ce moyen il en a
souvent prévenu les fâcheuses récidives (1).

_____

(1) Tout le monde connait les lavemens de *Kœmpf ;* voyez sa
dissertation *de infarct. visc. abdom.* , dans la belle collection de
Baldinger.

118. Le vieillard de Cos nous instruit qu'il a fréquemment écarté le retour des affections convulsives chez les enfans, de la mélancolie, de la manie, de l'ophthalmie, de l'ictère, des obstructions des viscères abdominaux par une diarrhée naturelle ou provoquée par l'art.

119. Dans la curation des récidives, il faut sur-tout faire attention à l'état des forces plus ou moins épuisées par la maladie primitive.

120. On a souvent dit dans les écoles, et ceux qui aiment à juger sur la parole du précepteur le répètent avec emphase, et souvent sans savoir ce qu'ils disent, que le Médecin ne doit jamais être que le ministre de la nature; on a raison sans doute, dans beaucoup de circonstances; mais j'ajoute qu'il doit souvent en être le maître.

121. Un tailleur éprouvait tous les ans, au mois d'Octobre, des accès de fièvre quarte; aucun remède n'avait pu le guérir; par le conseil d'un Médecin expérimenté, il changea de condition, et gagna sa vie en vendant du vinaigre dans les rues de Bologne; la fièvre quarte disparut pour toujours; c'est *Fracassatus* qui raconte ce fait.

122. Plusieurs maladies locales , telles que les ulcères bilieux , scorbutiques , pituiteux , vénériens , scrophuleux , herpétiques , etc. , ne peuvent se guérir radicalement par un traitement local : s'ils disparaissent , ils reviennent bientôt avec des symptômes plus fâcheux ; voulez-vous les enlever pour toujours , disent *Stoll* , *Richter* , *Adolphe* et *Selle* , détruisez la cause qui les entretient ; alors , comme un autre Hercule , on arrache les cent têtes de l'hydre , on guérit le mal et l'on prévient les rechutes.

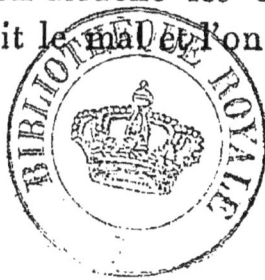

FIN.

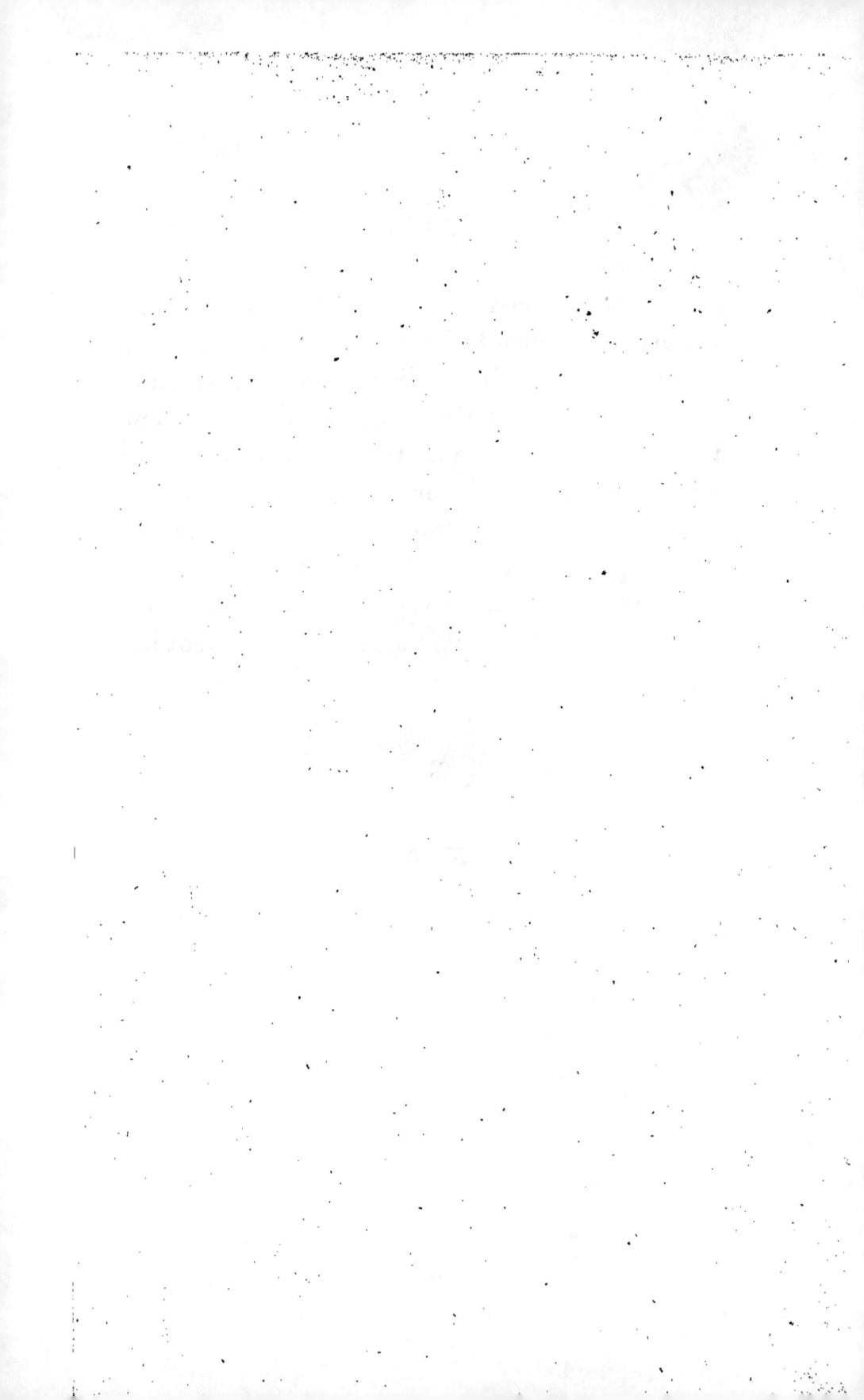